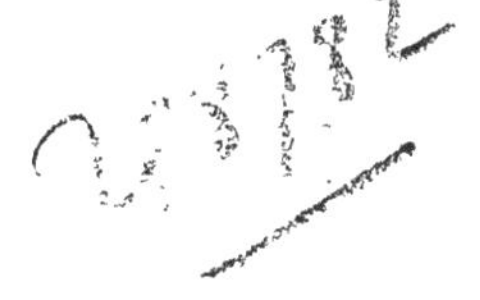

DE LA PHTISIE PULMONAIRE

SA CONTAGION

Son Traitement avec les bains d'air chaud oxygéné.

Par le Docteur ERNEST MAGNANT *(De Gondrecourt)*

ANCIEN INTERNE DES HOPITAUX DE STRASBOURG,
MEMBRE CORRESPONDANT DE LA SOCIÉTÉ DE MÉDECINE DE NANCY
ET D'AUTRES SOCIÉTÉS SCIENTIFIQUES ET LITTÉRAIRES,
BREVETÉ (S. G. D. G.) POUR LA GUÉRISON DES MALADIES DE POITRINE.

PARIS-AUTEUIL

IMPRIMERIE DES APPRENTIS-ORPHELINS — ROUSSEL

40, rue La Fontaine, 40

1890

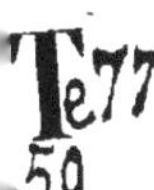

THERMAÉROTHÉRAPIE

DE LA PHTISIE PULMONAIRE

SA CONTAGION

SON TRAITEMENT AVEC LES BAINS D'AIR CHAUD OXYGÉNÉ

THERMAÉROTHÉRAPIE

DE LA PHTISIE PULMONAIRE

SA CONTAGION

Son Traitement avec les bains d'air chaud oxygéné.

Par le Docteur Ernest MAGNANT *(De Gondrecourt)*

ANCIEN INTERNE DES HOPITAUX DE STRASBOURG,
MEMBRE CORRESPONDANT DE LA SOCIÉTÉ DE MÉDECINE DE NANCY
ET D'AUTRES SOCIÉTÉS SCIENTIFIQUES ET LITTÉRAIRES,
BREVETÉ (S. G. D. G.) POUR LA GUÉRISON DES MALADIES DE POITRINE.

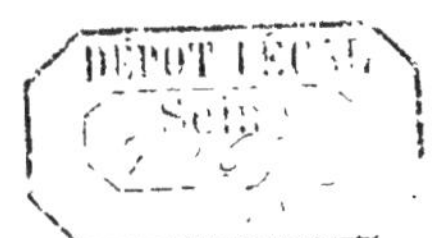

PARIS-AUTEUIL

IMPRIMERIE DES APPRENTIS-ORPHELINS — ROUSSEL

40, rue La Fontaine, 40

1890

DE LA PHTISIE PULMONAIRE

SA CONTAGION

SON TRAITEMENT AVEC LES BAINS D'AIR CHAUD OXYGÉNÉ

**Considérations générales
sur les bains d'air chaud dans la Phtisie pulmonaire.**

Les bains d'air chaud sont basés sur l'idée que le meilleur et le moins dangereux des microbicides est la chaleur. Il y a déjà longtemps que cette pensée a germé dans mon esprit, et j'ai voulu la mettre en application contre la phtisie pulmonaire dont la nature virulente et microbienne ne saurait plus être mise en doute par aucun praticien. Habituellement, chez l'homme, le tubercule pénètre par les voies respiratoires ; et les crachats desséchés du phtisique deviennent les véhicules du contage.

Il y a certes encore d'autres modes d'inoculations accidentelles, par exemple ; le lait, le sang, la chair d'animaux tuberculisés. Mais la cuisson de ces divers produits stérilise les bacilles contaminants, tandis que les crachats et les déjections qui souillent le sol, venant à se dessécher, se mêlent peu à peu aux poussières atmosphériques et parviennent ainsi à pénétrer dans l'intérieur de nos organes et des poumons surtout par l'acte de la respiration.

C'est donc contre les crachats tuberculeux qu'il est nécessaire de se mettre en garde. Le feu, l'eau bouillante en sont les meilleurs agents de destruction. Les antiseptiques, le sublimé, l'acide phénique, introduits dans les crachoirs, ont une utilité incontestable, tout en n'offrant pas néanmoins la garantie du feu et de l'ébullition.

Jetés dans les fosses d'aisances ou dans les égouts, les crachats perdent leur virulence ; ce phénomène est dû à l'influence de la chaleur qui stérilise le bacille ou aux bactéries saprogénes qui prospèrent dans ces milieux en jouant le rôle de phagocytes.

Il est donc indiqué de prendre des mesures pour la désinfection des crachats des phtisiques et d'édicter des prescriptions que le vulgaire puisse facilement observer et mettre en pratique. Le plus simple de ces moyens prophylactiques consiste à brûler les crachats ou à les jeter dans les lieux d'aisances après les avoir stérilisés dans l'eau bouillante ; car desséché, le bacille tuberculeux conserve très longtemps sa virulence et devient ainsi très dangereux.

Le poumon de l'homme est le lieu de sélection du tubercule ; et c'est par le sommet que la phtisie débute le plus communément. Cette prédisposition, reconnue par les cliniciens, s'explique pour les uns par le contact plus prolongé des poussières organiques, et pour les autres par l'insuffisance de l'aération.

Il est certain que l'oxygène aide à la résistance des tissus contre l'invasion du bacille. Mes expériences m'ont démontré que l'acide carbonique est un élément favorable à sa prolifération ; car si l'on cultive le tubercule dans une atmosphère surchargée de ce gaz, le terrain de culture, traité par la méthode d'Erhlich, permet d'y colorer de nombreux bacilles.

Quand les poumons n'ont plus leur perméabilité habituelle, le gaz carbonique, qui provient de l'expiration, se trouve emprisonné au sein de ces organes et en facilite ainsi la dégénérescence. C'est pour cela qu'il est bon, tout en cherchant à rendre au poumon sa perméabilité, de détruire les germes tuberculeux qui les pénètrent.

On arrive à ce résultat par les antiseptiques.

Le progrès marche. Comme la démonstration en a été faite, le bacille de Koch cesse de se développper dans les milieux de culture au delà de 40 degrés ; et pour peu que cette température soit dépassée, il perd sa virulence et devient par conséquent inapte à se reproduire.

Cependant l'organisme peut, dans certaines conditions, être à même de résister à l'envahissement du germe morbide.

Une oxygénation surabondante tonifie le poumon et accroît la faculté destructive des éléments phagocytes du tubercule.

D'après Bouchard, les cellules des alvéoles pulmonaires, quand elles sont saines, jouent le rôle de phagocytes ; elles détruisent les bacilles, les consomment sur place et les rendent ainsi inoffensifs.

Il est reconnu que les animaux, qui consomment proportionnellement beaucoup d'oxygène, sont presque tous réfractaires à
la contagion, surtout à la tuberculose spontanée. Ceux chez lesquels la chaleur vitale est amoindrie présentent au contraire un
terrain favorable au développement et à la prolifération du bacille
tuberculeux.

On sait que la phtisie est une maladie déprimante à laquelle la
faiblesse de constitution, les diathèses, les maladies chroniques,
alcoolisme, syphilis, et le dépérissement viennent prêter malheureusement le plus fâcheux concours. Ce sont là des éléments
sérieux dont il faut tenir compte dans le traitement de cette redoutable affection. Mais avant tout, l'antisepsie par l'air chaud et
l'oxygénation du sang sont, par leurs effets combinés, à même de
conférer l'immunité aux poumons et d'amener, alors que ces
organes sont déjà en voie de dégénérescense tuberculeuse, la
régression des éléments pathogènes.

Aussi je ne doute plus aujourd'hui que l'air chaud, pur, stérilisé, et oxygéné, ne devienne le traitement de l'avenir dans les
maladies infectieuses et tout spécialement dans la phtisie pulmonaire. C'est à la vulgarisation de cette méthode que depuis longtemps déjà je consacre tous mes efforts. Puissent les maîtres de
la science m'aider, dans cette voie, de leurs précieux encouragements !

De la contagion de la phtisie pulmonaire.
Preuves cliniques.

La Contagion de la Phtisie ne fait plus de doute aujourd'hui
pour aucun praticien. La matière virulente, caractérisée par une
bacterie, le bacille de Koch, réside surtout dans les crachats,
ainsi que le démontrent les recherches expérimentales.

Néanmoins l'observation clinique est à même d'en fournir aussi
la preuve. Elle n'a pas la rigueur mathématique de l'expérimentation ; mais les faits de contagion dont il a été donné de se convaincre s'imposent avec une telle force à l'attention générale qu'en
les récusant on semblerait nier l'évidence.

L'exercice de ma profession à la campagne pendant plus de
vingt-cinq ans m'a fourni souvent l'occasion d'observer des cas
de phtisies pulmonaires disséminées dans les diverses localités de
ma circonscription médicale. Ce n'est que depuis quelques années
que mon attention a été éveillée par la nature contagieuse de

cette redoutable maladie ; car on croyait jusqu'alors que le grand pourvoyeur de la tuberculose n'était autre que l'hérédité.

Cependant, de loin en loin, il s'est présenté à mon observation des tuberculeux chez lesquels il n'a pas été possible d'invoquer la transmission par l'hérédité pas plus que de découvrir l'origine du contage. On les mettait habituellement au compte de ces rhumes négligés qu'un manque de prévoyance rendait chroniques et laissait dégénérer en phtisies.

C'est encore aujourd'hui la théorie la mieux acceptée par le vulgaire ; et probablement bien des années se passeront avant qu'on puisse imposer à ce dernier un changement de front dans de telles idées. L'ornière de la routine est difficile à rompre, et les vieux préjugés font longtemps école. Aussi la science qui va de l'avant court trop souvent le risque de se briser contre eux.

Respectueux néanmoins de cette tradition qui se met en garde contre des conquêtes mal assises et qui se tient sur la réserve devant l'engouement des enthousiastes, je ne veux apporter à l'édifice de la contagion de la tuberculose que des matériaux choisis dans le champ restreint de ma carrière médicale.

Quand un disciple de l'école de Strasbourg, par ses recherches expérimentales, démontra l'inoculabilité du tubercule, ce fut de toutes parts une explosion d'incrédulité. Pourtant le ténébreux mystère qui enveloppait tant de familles décimées par la terrible maladie allait commencer à s'éclaircir sous ces quelques faibles rayons de lumière.

De nombreuses discussions prirent naissance ; et la doctrine de la contagion, étayée par les démonstrations irréfutables des bactériologistes, sortit victorieuse de tant de controverses et est aujourd'hui devenue inattaquable.

Donc, à n'en plus douter, la preuve expérimentale est faite. La matière tuberculeuse est virulente, et après inoculation, reproduit le tubercule. Seulement la phtisie expérimentale a une marche plus rapide et revêt la forme de ces phtisies galopantes que la pratique nous met à même d'observer. L'imprégnation s'y fait en général par les lymphatiques et les capillaires, tandis que dans les phtisies pulmonaires accidentelles ou spontanées, la bactérie à l'état végétatif ou sporulé, en contact avec l'épithélium des bronches, reste latente jusqu'à ce qu'une voie soit ouverte à sa pénétration.

Arrivons maintenant à la preuve clinique.

Lorsque, dans une famille, plusieurs membres sont atteints

simultanément ou successivement de la phtisie pulmonaire sans que l'examen des antécédents permette d'y rien découvrir, y a-t-il présomption d'affirmer le caractère contagieux de la maladie? Etant admis que ces divers malades n'ont jamais pris aucune précaution pour détruire ou stériliser leurs crachats au fur et à mesure de l'expectoration, et étant reconnu en outre que les sujets à la campagne expectorent sur le parquet, sur le sol et rarement dans des mouchoirs, il est facile de comprendre que ces détritus organiques se mêlent aux poussières déposées tant sur les matelas de couches que sur les planchers des lits et des chambres, et qu'à la longue ces parcelles pénètrent soit dans les poumons avec l'air de la respiration, soit dans la bouche et le tube intestinal avec les matières alimentaires : boissons ou aliments solides. Voilà probablement l'une des principales causes contagionnantes.

Un certain nombre d'observations que j'ai recueillies vont me permettre d'en faire la démonstration.

Première Série d'Observations.

Aux forges d'A..., habitait une famille d'ouvriers, la famille D... composée du père, de la mère et de six enfants, cinq filles et un garçon, l'aîné de tous. Toute la famille jouissait d'une bonne santé habituelle jusqu'en l'an 1877.

Dans la cité ouvrière, le logement qu'ils occupent est salubre et comprend seulement deux pièces : une cuisine et une chambre. Le père est puddleur à l'usine, et le fils travaille aux fours à réchauffer.

En 1877, un de leurs enfants, Marie, âgée de quinze ans, meurt de la phtisie pulmonaire après un an de maladie.

Une autre fille, plus jeune, âgée de douze ans, contracte dans l'intervalle la même affection et meurt en décembre 1878, six mois après sa sœur.

Ce n'est que cinq ans après, en 1883, qu'une autre de leurs filles, Augustine, est envahie à l'âge de vingt ans par la phtisie et succombe après huit mois de cette affection.

Ensuite la mère, qui a soigné ses enfants malades avec le plus grand dévouement, est prise à son tour d'une toux persistante. Peu à peu la phtisie fait des progrès ; et la mort, chez cette femme, survient en 1887, après plus de deux ans de maladie.

Célestine, qui se portait à merveille jusqu'à 17 ans, a dû veiller aux travaux du ménage pendant la longue maladie de sa mère. Mais la contagion a fait des siennes. La tuberculose se déclare chez la jeune fille et l'emporte en mars 1889 après quinze mois de souffrance.

Il ne reste donc aujourd'hui de cette famille que le père âgé de cinquante-quatre ans, le fils âgé de trente et un ans et une fille de vingt-trois ans, prompte à gagner des rhumes et dont la poitrine en ce moment laisse un peu à désirer.

Naguère on aurait dit avec apparence de raison : parents tuberculeux, enfants tuberculeux. La mère n'est-elle pas morte de la phtisie ? Quoi d'étonnant qu'elle ait propagé le germe morbide à toute sa lignée ? Mais pour peu qu'on prête attention à la marche envahissante de la maladie, il est facile de se convaincre que la phtisie n'aurait pas attendu un demi- siècle avant de frapper la mère, et qu'à tout le moins celle-ci aurait dû précéder ses enfants dans la tombe. Cette femme, au contraire, jouissait d'une bonne santé. Elle était robuste. La contagion de la maladie étant prouvée, il est donc tout naturel d'admettre que c'est par le contage des expectorations ou autres matières excrétoires de ses enfants que la dame D... a pris la tuberculose non moins que les enfants eux-mêmes. Le père et le fils sont passés dans ce foyer contaminant sans avoir jamais éprouvé aucun accident. J'ai toujours pensé qu'ils devaient cette immunité à leur genre de travail. En effet, les ouvriers puddleurs sont occupés à pétrir le fer dans des fours incandescents dont la température est supérieure à 1 500°. Longtemps en face de ces bouches de chaleur, ils respirent un air excessivement chaud dont la température n'est quelquefois pas inférieure à 100°. J'ai pu m'en assurer en plaçant un thermomètre devant leur visage. D'ailleurs la température à laquelle ils se trouvent exposés est tellement élevée que beaucoup de ces ouvriers ont le nez et les pommettes des joues brûlés par le rayonnement du calorique. Cet air chaud, en pénétrant dans les bronches, détruit les bacilles de la tuberculose ou stérilise le terrain de leur reproduction. J'ajouterai même que ces observations ont été le point de départ de mes recherches sur le traitement de la tuberculose par l'air chaud et oxygéné.

Deuxième Série d'Observations.

Dans le village de Ch..., en 1875, un sieur V..., âgé de trente ans environ, loue une maison, ancienne auberge occupée auparavant par les époux Th..., morts tous les deux de la phtisie pulmonaire. Quelque temps après, il contracte cette maladie et en devient la victime. Il meurt dans le marasme en 1880.

Sa femme et sa fille ont une santé débile. La première souffre souvent de douleurs articulaires rhumatismales ; mais elle n'a jamais toussé. Quant à la seconde, âgée de 15 ans en 1879, elle est pâle, d'un lymphatisme exagéré, a des glandes au cou, des croûtes d'eczéma sur le cuir chevelu, et est sujette à tousser sans que les signes stéthoscopiques permettent de signaler rien de particulier aux sommets des poumons.

Cette jeune fille a suivi pendant plusieurs années un traitement actif contre les menaces de la tuberculisation ; et aujourd'hui âgée de vingt-cinq ans, elle paraît jouir d'une parfaite santé.

Cette observation ne semble peut-être pas suffisamment probante. Un individu est atteint de la phtisie pulmonaire dans une maison où quelques années auparavant elle a exercé ses ravages.

Les contagionnistes verront dans ce cas la preuve formelle d'une contagion ; les anticontagionnistes, au contraire, n'y voudront voir qu'une simple coïncidence. Il y a sur la causalité de la tuberculose un dilemme auquel pas un médecin ne peut échapper. La contagion est ou n'est pas. Cependant, afin de couper court à ce grand différend, certains éclectiques se laissent guider par le caprice aveugle d'une contagion facultative et admettent volontiers que la phtisie est, dans certains cas, spontanée et dans d'autres contagieuse. J'avoue qu'il me répugne de me ranger sous cette bannière ; et j'aime à croire que l'avenir est à ceux qui se livrent à la recherche des causes contagionnantes.

Troisième Série d'Observations.

Dans ce même village de Ch..., une dame B..., âgée de quarante-deux ans, à la tête d'une grande exploitation, est atteinte en février 1885 de la phtisie pulmonaire et meurt le 30 mai de la même année. A cette occasion, je ferai observer qu'au mois de juillet de l'année précédente, cette dame était venue me consulter pour une sorte de putule à large base qu'elle portait sur le dos de la main. Cette pustule ressemblait, à s'y méprendre, à celle que produit l'inoculation du cowpox.

Le médecin à la campagne est assez souvent consulté pour ce genre d'affection.

J'ai dit tout d'abord que cette dame exploitait une ferme où le bétail est abondant et souvent renouvelé. Quoi d'étonnant qu'à la traite d'une de ses génisses, elle ait pu être contaminée par le cowpox.

Je me souviens que, craignant néanmoins l'apparition d'une pustule maligne, je cautérisai la plaie à la pierre infernale. Cette plaie reposant sur une base indurée fut très lente à guérir ; et ce ne fut quepar des cautérisations répétées qu'elle parvint à se cicatriser. Mais elle était complètement guérie avant le début des accidents pulmonaires.

Ce que j'avais pris pour une pustule de cowpox n'était probablement qu'un tubercule ulcéré. Cette dame, occupée à traire un grand nombre de vaches, a bien pu, un jour, se trouver contaminée soit par une plaie tuberculeuse de la mamelle d'une de ces vaches, soit par un lait infectieux. Ce n'est là malheureusement qu'une hypothèse que l'avenir se chargera sans doute de vérifier.

La spontanéité de la phtisie chez une dame de quarante-deux ans, bien portante, d'une robuste constitution, ne saurait trouver aujourd'hui que fort peu de partisans.

Quatrième Série d'Observations

Dans le village d'Av..., en 1883, deux jeunes gens issus d'un père aujourd'hui bien portant et d'une mère morte l'an dernier d'un cancer utérin, ont été victimes de la phtisie pulmonaire à un an d'intervalle. L'aîné, âgé de vingt-cinq ans, fut réformé pour faiblesse de constitution.

Pendant la durée de sa maladie, l'expectoration de crachats purulents était très abondante. Malgré mes observations, à chacune de mes visites, je trouvais le devant de son lit inondé de crachats.

Son frère, qui couchait dans la même chambre et qui paraissait très solide et bien bâti, commença bientôt à dépérir.

Une sœur plus jeune, âgée de quinze ans, était en pension. D'un tempérament lymphatique, ayant des strumes, des glandes sous-maxillaires, des éruptions chroniques du cuir chevelu, on aurait pu croire que son état de santé la prédisposait tout particulièrement à la phtisie. Si l'hérédité eût dû être mise en ligne de compte, c'était bien sur un sujet aussi appauvri que la tuberculose aurait de préférence exercé ses ravages. Il n'en a rien été pourtant. Loin du foyer contagieux, la jeune fille a été épargnée ; et aujourd'hui mariée et mère de famille, sa santé ne laisse rien à désirer.

La contamination du plus jeune des deux frères par son aîné ne laisse que fort peu de prise au doute. Un jeune homme aussi robuste devait être supposé réfractaire à l'éclosion de la tuberculose. Mais rien d'étonnant à ce que ses poumons aient été envahis par les bacilles de Koch qui se développaient abondamment dans le milieu ambiant où il séjournait. Et certes, si leur jeune sœur n'avait pas été éloignée de la cause contagionnante, il n'y a nul doute que son tempérament lymphatique aurait offert aux germes tuberculeux un terrain propice à leur développement.

Cinquième Série d'Observations

A G... habite une famille de cultivateurs qui a été décimée par la tuberculose. Sur dix membres dont elle se composait, le père, la mère et huit enfants, cinq ont succombé dans un intervalle de sept ans à la redoutable maladie. Cependant de temps immémorial, la phtisie n'avait fait son apparition dans ce hameau où la culture est en honneur.

Les ascendants de cette famille M... sont morts vieux. Les parents et les enfants jouissaient tous d'une santé excellente.

En 1879, le jeune Jules, âgé de dix-neuf ans, faisant son surnumérariat dans les postes, tombe, à Nancy, malade de la poitrine.

Sa sœur aînée Marie vient s'installer au chevet de son lit, le soigne, et quand il va mieux, continue pendant six mois à rester avec lui. En mai 1880, elle revient à la maison, atteinte d'une phtisie laryngée des plus intenses avec tubercules au sommet du poumon droit. La tuberculose fait des progrès ; et Marie meurt à trente et un ans, le 12 mars 1881.

Quant à Jules, sa maladie a une marche excessivement lente. Elle présente des périodes d'accalmie qui font croire à la guérison. Ce jeune homme, qui n'a jamais fait que de très rares et très courtes apparitions dans son village, devient employé des postes. Il reste à Paris plusieurs années ; puis sa santé laissant de plus en plus à désirer, il est envoyé à Cannes où il succombe le 25 avril 1888.

Charles est atteint de la tuberculose en avril 1886 et meurt le 16 février 1887 à l'âge de vingt et un ans.

Madame M..., la mère âgée de cinquante-sept ans, a donné des soins dévoués à ses enfants. En juillet 1885, sur l'annulaire gauche s'est produite une plaie violacée, ulcéreuse, qu'aucun mode de pansement ne parvient à faire cicatriser. Les cautérisations répétées sont sans résultat.

En novembre de la même année, cette dame est prise d'une toux sèche, d'un dépérissement progressif, de sueurs nocturnes ; et la phtisie se déclare avec tout son cortège de symptômes habituels et emporte la malade le 16 juillet 1887.

Une autre fille mariée et habitant Ma... meurt à trente-deux ans le 4 mai 1888 d'une maladie qui, d'après les explications qui m'ont été fournies, ne semble être autre que la phtisie pulmonaire.

Que de réflexions m'a suggérées ce tableau bien chargé de décès par la phtisie ! N'est-ce pas là une série typique de contagions ? Cette jeune fille qui va à Nancy pour soigner son jeune frère atteint d'une affection pulmonaire, tuberculeuse assurément, ne résiste pas au foyer contaminant. Elle revient malade dans sa famille ; et c'est elle qui va dorénavant propager les germes morbides dans une localité où jusqu'alors on ne les avait jamais rencontrés.

Les bacilles en pleine évolution frappent jusqu'à la mère dont les poumons auraient peut-être été épargnés si la contagion n'avait pris une voie détournée pour pénétrer dans l'économie ; car c'est la plaie de l'annulaire qui a été probablement la porte ouverte à l'inoculation, et par conséquent à l'infection consécutive de l'organisme.

Il sera curieux de suivre à l'avenir l'éclosion de la phtisie dans ce village et d'en rechercher par une enquête bien ordonnée le point de départ.

Sixième Série d'Observations

La famille S. de B... était nombreuse : six filles et un garçon, l'aîné de la famille. Le père et la mère existent encore aujourd'hui. Quoique vieux, car ils ont l'un et l'autre plus de soixante-dix ans, leur santé est toujours excellente.

En 1876, la plus jeune de leurs enfants, âgée alors de vingt ans, fut atteinte de la phtisie pulmonaire. Pendant la durée de sa maladie elle couchait, ainsi que cela se remarque fréquemment à la campagne, dans un de ces lits à alcôve attenante aux cloisons et dont on ne saurait jamais approprier convenablement les entours.

Après sa mort, le lit qu'elle occupait est repris par ses sœurs.

Quelques mois après, l'une d'elles, âgée de vingt-quatre ans, devient malade, tousse, dépérit et meurt en 1876.

L'autre, plus jeune de deux ans, tombe malade à son tour en 1878. Je la retouve alitée dans le lit où ses sœurs avaient succombé. La tuberculose l'emporte après six mois de durée.

Enfin en 1883, une quatrième, l'aînée des filles, âgée alors de trente-cinq ans, d'une santé habituelle très robuste, s'occupant beaucoup des travaux de la culture, est prise d'une toux sèche à la suite d'un refroidissement et meurt aussi de la tuberculose en 1883.

Le fils, l'aîné de la famille, deux autres sœurs sont épargnés ; et aujourd'hui ils jouissent tous les trois d'une bonne santé.

Il faut cependant noter qu'il y a cinq ou six ans le fils S... a présenté quelques symptômes alarmants qui ont pu faire craindre pendant quelque temps l'invasion de la redoutable maladie.

Dans cette série d'observations, il n'y a pas de doute que le lit soit devenu le foyer contaminant auquel ont été exposées les trois dernières malades. Je sais bien qu'on pourrait objecter qu'elles ont puisé les germes morbides à la même source que leur sœur.

Evidemment, l'objection est sans valeur ; car ce serait alors vouloir remonter à l'origine des causes premières. Il est constant que la phtisie a fait souvent son apparition dans ce village de B... où il me souvient d'avoir soigné moi-même antérieurement des malades atteints de la tuberculose.

La première de nos phtisiques a pu parfaitement être contaminée à un foyer morbide provenant de maladies antérieures.

Ce n'est là malheureusement qu'une hypothèse. Mais depuis que les recherches modernes, par la découverte du bacille de Koch, nous obligent à compter maintenant avec la contagion, il n'est pas improbable qu'à l'avenir des enquêtes bien conduites permettront de retrouver dans presque tous les cas la source contagionnante.

Septième Série d'Observations

A Av..., le sieur J... cultivateur, âgé de trente-cinq ans, tombe malade en mars 1885 et meurt de la phtisie en 1886. Cet homme se livrait habituellement aux excès alcooliques et buvait surtout beaucoup de vin.

Sa femme, d'une santé débile, sujette aux rhumatismes articulaires et ayant contracté une endocardite légère depuis quelques années, ne tient aucun compte des observations que je lui fais sur la nature contagieuse de la maladie à laquelle a succombé son mari.

Elle continue à coucher dans un lit à alcôve fermée où il a été soigné et où il ne se gênait pas pour le souiller de ses expectorations. Peu à peu elle tousse. Une caverne se forme au sommet du poumon droit ; et la dame J... meurt le 15 novembre 1889, à l'âge de trente-cinq ans. Elle n'a pas eu d'enfants.

Contrairement à l'opinion émise par M. Leudet, voilà un cas de contagion entre époux bien avéré. Autrefois, alors qu'on ne pensait pas que la contagion pût jouer un rôle dans l'invasion de cette maladie, alors que l'hérédité et la faiblesse de constitution passaient pour les causes prédisposantes les plus en faveur, autrefois, dis-je, on prétendait qu'il y avait incompatibilité entre la phtisie et les maladies du cœur.

Il est certain qu'actuellement ces idées ne sauraient plus avoir cours. L'exemple que je viens de citer pourrait au besoin servir de preuve contraire.

Mais c'est de la contagion que nous avons avant tout à nous occuper. Elle est rare, dit-on, entre époux, beaucoup moins rare qu'on ne pense. Si le contage tuberculeux trouve souvent des sujets réfractaires, c'est qu'il est loin d'avoir la virulence de la variole ou du choléra. Bien que l'intégrité de l'épiderme et des muqueuses soit un obstacle infranchissable à la pénétration des germes tuberculeux, il faut encore des conditions de température et de milieu toutes spéciales pour favoriser l'inoculation morbide.

Beaucoup de partisans de la contagion vont jusqu'à prétendre que le lait et les viandes provenant d'animaux tuberculeux peuvent servir de véhicule au contage, et par des mesures de précautions, assurément fort louables, jusqu'à en exiger la prohibition, quoique la cuisson détruise les bacilles pathogènes. Il est bon néanmoins de se mettre en garde contre toutes les causes contagionnantes et de les signaler à l'attention publique.

Ce sont surtout les matières expectorées, crachats purulents, détritus caverneux, qu'il faut s'appliquer à faire détruire ; car c'est en eux que résident les bactéries contaminantes qui, pendant des années, sont à même de conserver leurs propriétés virulentes.

N. B. — La mère de la veuve J..., veuve, elle à son tour, d'un mari mort d'une maladie du cœur, et âgée de 68 ans, a repris le logement de sa fille aussitôt après son décès. Couchant dans le lit à alcôve où est morte cette dernière, elle fut, quelques mois après, atteinte d'un rhume intense et tenace dont elle ne pouvait se débarrasser. J'ai eu l'occasion de la voir le 25 mars 1890, et malgré les soins qui lui furent prodigués, sa maladie ne fit qu'empirer. Trois semaines après, le 17 avril, elle me fit appeler de nouveau. J'ai alors constaté l'état suivant : maigreur de plus en plus prononcée, dépérissement, accélération du pouls, 120 pulsations, râles muqueux à fines bulles disséminés dans les deux poumons, submatité, crachats spumeux, quelquefois purulents. Un des ces crachats jaunes, examiné par la méthode d'Ehrlich, m'a permis de trouver des bacilles caractéristiques. Il y a cependant aujourd'hui (commencement d'août) un peu d'accalmie dans l'état de cette malade ; car le rhume n'existe plus qu'à de rares intervalles, et le pouls a perdu sa fréquence et bat 64 pulsations à la minute.

Les bacilles de Koch, constatés à deux reprises différentes dans les crachats, ne me laissent aucun doute sur la nature tuberculeuse de cette affection.

Huitième Série d'Observations

G..., facteur enregistrant des chemins de fer de l'Est, vient habiter Gondrecourt en 1886 avec sa femme et un jeune enfant de trois ans. Mme G..., minée par la tuberculose, végète quelques mois encore dans cette nouvelle résidence et succombe.

G..., homme bien constitué, robuste, sobre, ne présente aucune prédisposition à la phtisie. Il a un frère et une sœur encore bien portants aujourd'hui ; mais il se remarie en 1887, déjà atteint par la maladie qui fait des progrès rapides et l'emporte à 36 ans, le 9 décembre 1888.

La seconde femme était veuve, elle aussi, en premières noces d'un mari qui, paraît-il, serait mort phtisique. Elle a eu du premier lit une petite fille et du second un enfant chétif qui est mort à trois mois des convulsions.

Cette dame est d'un tempérament robuste ; et elle ne présente absolument aucun symptôme qui puisse faire présager les menaces d'une tuberculisation.

Voilà aussi un second cas de contage entre époux. On avait cru que la cohabitation devait servir de porte d'entrée aux germes pathogènes. Un enfant a pu être conçu et infecté dans le sein de sa mère sans que celle-ci en ait ressenti le moindre contre-coup.

2

L'enfant est mort tuberculeux ; et la mère est restée réfractaire à ce foyer permanent d'infection. D'après l'exposé de ces faits, il est à présumer que la virulence réside avant tout dans les crachats et les matières tuberculeuses, et que c'est par eux que s'opère la contagion. Cependant dans une observation ultérieure, je serai à même de signaler un cas de contagion entre époux par les voies génitales.

Neuvième Série d'Observations

V... T..., célibataire, âgé de 27 ans, employé de commerce, demeurant à Ab..., est menacé en ce moment d'une tuberculose pulmonaire.

Du côté du père la famille est nombreuse ; elle ne laisse rien à désirer, sous le rapport ni de la santé, ni de la longévité. Quant à la famille de la mère, il n'y a pas de phtisiques, mais quelques emphysémateux. La mère elle-même, quoique jeune encore, est atteinte d'un emphysème pulmonaire qui donne lieu à de fréquents accès d'oppression.

Le jeune T... est entré à 23 ans dans le commerce. Dans la première maison où il a fait son apprentissage est morte une jeune fille de 18 ans, d'une phtisie galopante.

Dans une seconde maison où il est entré à 25 ans, le propriétaire, actuellement âgé de 50 ans, a eu dans sa jeunesse des rhumes fréquents ; il a même été longtemps soigné pour la phtisie.

Il s'est marié depuis et a une jeune fille qui dépérit de jour en jour et dont la poitrine est envahie par la tuberculose, quoique cette jeune fille n'ait encore que seize ans.

T... a quitté cette maison au commencement de l'année 1889. Deux mois après, à Carignan où il s'est rendu, il fut pris d'une toux tenace, persistante qui l'obligea à rentrer dans sa famille pour se faire soigner.

C'est en juillet que j'ai été appelé à lui donner des soins. Les symptômes de la phtisie se sont confirmés de plus en plus ; et aujourd'hui 1er avril 1890, il y a un ramollissement tuberculeux au sommet du poumon gauche et des tubercules disséminés dans les deux poumons.

D'ailleurs le diagnostic a acquis d'autant plus de certitude qu'à l'examen microscopique des crachats, par la méthode d'Ehrlich, ont été trouvés de nombreux bacilles caractéristiques.

D'où vient la contagion ? Les maisons où le jeune homme a

commencé son apprentissage étaient des foyers de contamination. Dans une enquête superficielle, il semblerait qu'il n'y eût pas lieu de se livrer à d'autres recherches ; car l'adolescence est l'âge le plus favorable aux bactéries pathogènes de la tuberculose. Mais il est un point sur lequel a été éveillée mon attention.

Le meilleur terrain de culture du bacille de Koch est le mucus bronchique. Dans les catarrhes bronchiques emphysémateux, ce bacille trouve un milieu propice à son développement ; et il est fréquent de l'y rencontrer, bien qu'il reste sans action délétère sur l'économie. L'état granuleux de la muqueuse des bronches rend des plus rares sa pénétration au dedans de l'organisme ; mais il ne rencontre pas moins là un terrain de réserve qui peut au besoin donner naissance à une culture contagionnante.

Je n'insisterai pas sur un point qui prête à de nombreuses controverses ; et jusqu'à preuve du contraire, je crois qu'il est bon de se mettre en garde contre les affections catarrhales chroniques des bronches.

Conclusions

Les observations cliniques viennent chaque jour confirmer les recherches expérimentales.

La Phtisie est une maladie essentiellement virulente ; et du jour où l'on observera contre cette affection les règles de la plus rigoureuse antisepsie, il y a beaucoup à espérer que, si l'on ne parvient pas à enrayer la tuberculose du cadre nosologique, les ravages nombreux qu'elle cause journellement seront considérablement amoindris.

Contagion de la Tuberculose entre époux par les voies génitales.

La transmission de la phtisie par les rapports conjugaux n'a pas encore été signalée. Il n'est pas rare néanmoins de trouver des sujets atteints de testicules tuberculeux.

Depuis que la contagion du tubercule est à l'ordre du jour, il est tout rationnel de penser que la contamination a pu se faire directement sur ces organes. L'exemple que je vais citer vient à l'appui de cette nouvelle thèse.

Le nommé M... de Mandres, se présente à ma consultation, le 1er février 1890. C'est un homme de 26 ans, maigre, pâle, d'un tempérament lymphatique. Son père est mort accidentellement ;

sa mère se porte bien ainsi que ses deux sœurs, qui sont toutes les deux mariées.

Sa femme est morte le 4 mai 1883 d'ulcérations intestinales tuberculeuses ayant donné lieu a une diarrhée chronique et à des vomissements, et qui ont succédé à des lésions pulmonaires déjà anciennes ; car je me souviens, l'ayant soignée deux ans auparavant, avoir trouvé chez cette dame une phtisie pulmonaire des mieux caractérisées. Les antécédents de sa famille ont été rapportés dans la cinquième série d'observations cliniques sur la contagion de la phtisie dont j'ai soumis le mémoire à l'Académie.

M..., le mari de cette dame, se présente donc à ma consultation vingt mois après la mort de sa femme. Il se plaint d'un point de côté à gauche ; mais ce qui le préoccupe surtout, c'est le développement du testicule droit. Le volume de cet organe est presque celui d'un fœtus à terme. Sa forme est globuleuse, arrondie, comme dans l'hydrocèle vaginale, au point qu'un confrère qui examina le malade avant moi, ne mit aucune hésitation à diagnostiquer une hydrocèle. A la vérité, une fausse fluctuation pouvait prêter à l'erreur ; mais il n'y avait pas de transparence dans la tumeur ; le liquide, s'il existait, devait donc être coloré ou sanguinolent.

M..., rapportant volontiers l'origine de sa tumeur à une contusion du testicule, l'idée d'une hématocèle arrivait tout naturellement à l'esprit. L'examen de la poitrine ne dénotait d'ailleurs rien de particulier.

Le 6 février, je fis une ponction exploratrice suivie d'une incision longitudinale qui entama le testicule et me permit de reconnaître que cet organe était énorme, qu'il emplissait toute la cavité vaginale et qu'il était en voie de dégénérescence tuberculeuse. Un pansement antiseptique rigoureux fut fait aussitôt après cette exploration infructueuse ; lotions au sublimé, un deux-millième, gaze iodoformée, etc. La plaie guérit promptement par première intention.

Y avait-il lieu alors de procéder immédiatement à l'opération de la castration ? Le docteur Orion, médecin-major au 17ᵉ chasseurs, qui examina à plusieurs reprises le malade, ne fut pas de cet avis. La lésion tuberculeuse ne lui paraissait pas suffisamment localisée, le cordon tout entier était envahi ; et il était convaincu qu'une opération n'enlèverait point toutes les parties dégénérées et qu'elle ne ferait qu'activer la généralisation de la tuberculose. L'avenir lui donna raison.

J'avoue volontiers qu'à la suite de mon intervention il y eut comme une poussée tuberculeuse vers les organes internes. Quinze jours après, l'état du malade s'était aggravé ; la poitrine était prise ; les ganglions lymphatiques envahis. Au sommet du poumon gauche, dans le creux sous-claviculaire, s'était développée une adénite ganglionnaire. Autour du rein droit, on sentait un empâtement produit par l'hypertrophie ganglionnaire. Il n'y avait plus à douter qu'on fût en présence d'une tuberculose qui s'était propagée et généralisée à travers tout le réseau lymphatique ; car il s'est produit peu à peu et progressivement autour de tous les organes un véritable chapelet glanduleux.

M... a succombé le 20 avril dans le marasme, après avoir eu dans les derniers moments de l'œdème des extrémités provoquée par la compression des ganglions tuberculeux sur le trajet des vaisseaux sanguins.

La nécroscopie aurait assurément dans le cas particulier une bien grande importance. On aurait pu suivre pas à pas la marche progressive de l'affection et retrouver les bacilles caractéristiques dans les tissus glanduleux. Ce ne serait en réalité qu'une attestation de plus La nature tuberculeuse de la maladie nous semble hors de toute contestation.

Rien de plus naturel que d'admettre que la contagion se soit opérée chez M... par le pénis et les canaux spermatiques et que les bacilles de Koch, dans ce cas tout spécial, aient suivi la voie fréquentée habituellement par les gonocoques.

De l'air chaud dans les poumons.

Les expériences que je vais relater ont été faites dans une chambre de 5 mètres de long sur 2^m. 50 de large et 2 m. 10 de haut, qui servait autrefois de malterie.

Au dessous d'elle est un foyer chauffé au coke et entouré de briques. La flamme de ce foyer vient buter contre un chapeau en tôle à forme conique très évasée qui se trouve dans une chambre intermédiaire où aboutissent quatre bouches à air qui activent le tirage. Cet air se mélange à celui du foyer et se trouvant ainsi en contact avec le jet de la flamme, s'échauffe très vite et progressivement.

Le courant l'entraîne vers la chambre supérieure où il pénètre par un plancher grillagé. Il suffit donc d'activer la flamme pour accroître la chaleur, qui pourrait s'élever dans cette chambre à

une température excessivement élevée. Evidemment, l'air n'y est
pas pur ; il contient les gaz du coke, et surtout des émanations
sulfureuses. Aussi est-il prudent d'ouvrir portes et fenêtres quand
on commence à chauffer la chambre.

Instruments pour mesurer la température de l'air expiré.

Dans un tube de verre de 30 centimètres de long et de 3 centimètres de diamètre, percé aux deux bouts, l'un évasé de 45
millimètres de diamètre servant d'embouchure pour la pénétration de l'air expiré, et l'autre de 2 centimètres de diamètre pour
la sortie de cet air, est enchâssé un thermomètre centigrade à
mercure très sensible maintenu dans l'axe du cylindre à l'aide
d'un bouchon percé de trous. Ce tube de verre ainsi armé de son
thermomètre est placé dans une boîte en carton rectangulaire et
entourée de couches nombreuses d'ouate afin que la chaleur
ambiante ne puisse lui faire subir aucune influence. Sur chacune
des extrémités de ce tube, sortant en légère saillie de deux faces
opposées de la boîte, vient retomber, comme un tablier, une
lame épaisse d'ouate.

Expérience préliminaire.

A la température ambiante, 18 degrés centigrades, je fais passer
dans le tube de verre un courant d'air expiré pendant dix minutes. Le thermomètre intérieur du tube marque après ce temps
34 degrés, tandis qu'un thermomètre de comparaison insinué
dans l'ouate se maintient à 18 degrés.

L'air expiré étant saturé de vapeur d'eau et passant dans un
milieu plus froid dépose une couche de vapeur humide sur la
paroi interne du tube. Cette buée se condense de plus en plus et
forme des gouttelettes liquides qui ne permettent pas à l'observa-
teur de distinguer la hauteur de la colonne mercurielle dans le
thermomètre, tant les parois du verre sont devenues opaques par
les dépôts successifs de l'eau de saturation.

Afin de lire les degrés de température, je me sers alors d'une
sonde élastique au bout de laquelle est enroulé un linge fin, et
j'écouvillonne avec rapidité le tube afin d'en enlever la vapeur
d'eau.

Cette expérience, répétée par d'autres personnes à des degrés variables de température ambiante, a toujours donné sensiblement les mêmes résultats.

C'est d'ailleurs depuis longtemps un point acquis à la science.

Première Expérience

Le thermomètre du tube marque 16° C., lorsqu'il est entouré d'ouate et introduit dans la boîte en carton. Un thermomètre de comparaison est placé dans l'ouate à la température de 17°.

Armé de ces instruments, j'ai alors pénétré dans la chambre d'essai chauffée à 85°. Puis soulevant le tablier d'ouate qui protégeait de la chaleur ambiante l'extrémité évasée du tube, j'ai expiré par la bouche pendant dix minutes. Un des aides qui m'assistaient a continué la manœuvre respiratoire.

Après vingt-cinq minutes, il y avait dans le tube de verre une vapeur abondante qui ruisselait sur les parois. J'ai dû écouvillonner le tube aussi rapidement que possible.

Le thermomètre marquait alors 42° et demi. Celui de comparaison était à 17°.

Cet examen a été fait après notre sortie de la chambre chaude alors que la température extérieure était de 15°.

Certains contradicteurs pourraient s'emparer de cette expérience pour objecter que l'air inspiré perd son calorique dans le poumon, et qu'il sort avec l'air expiré à la température de notre organisme un peu surchauffé par le milieu dans lequel il se trouve. Rien de plus simple pourtant que d'expliquer ce qui s'est passé. L'air saturé de l'expiration trouve un milieu plus froid. Il abandonne sa vapeur d'eau qui se condense aux parois du verre ; et ainsi devenu libre, son calorique latent se traduit à l'examen thermométrique par une température à peu près équivalente à celle de l'organisme où l'eau s'est vaporisée.

Pour que le résultat des expériences ne fût point faussé, il serait donc nécessaire de supprimer ce dépôt de vapeurs sur les parois du tube. L'emploi du chlorure de calcium ne remplit qu'imparfaitement le but. Mais quand notre respiration s'effectue dans un milieu plus chaud que nous, la tension élastique de la vapeur pulmonaire est moindre que celle du milieu ambiant. Il en résulte que l'air expiré, qui sort saturé à 36° environ, ne peut plus perdre son eau de saturation, puisque le milieu où il passe, plus chaud que lui, le force ainsi à prendre un degré de température plus élevé, et

par l'accroissement de la tension élastique de la vapeur aqueuse,
à éloigner d'autant plus son état de saturation.

Deuxième Expérience

La chambre d'expérience est chauffée à 75° c. La boîte, l'ouate,
le tube de verre et les thermomètres prennent peu à peu la température ambiante. Le tube de verre atteint 73° ; l'autre 75°. Je place
alors le tube dans l'ouate et dans la boîte pour qu'il ne subisse plus
l'influence du dehors. Le thermomètre de comparaison est déposé
aussi dans l'ouate.

Je fais passer un courant d'air expiré dans le tube après avoir
pris la précaution d'introduire à l'embouchure un tampon d'ouate
pour empêcher la pénétration de gouttelettes muqueuses de la
bouche qui, entraînées par le courant, auraient été à même de
compromettre le résultat de l'expérience. Après quinze minutes
de cette manœuvre, le tube de verre s'est maintenu très clair et ne
nous a donné aucune difficulté pour reconnaître instantanément
la hauteur de la colonne mercurielle. Cette limpidité du verre
s'explique d'ailleurs, tant par l'excès de tension élastique de la
vapeur ambiante sur la vapeur d'eau qui sature l'air expiré que
par la chaleur plus élevée de l'air extérieur qui tend de plus en
plus à en éloigner le point de saturation.

L'examen ayant été fait à la sortie de la chambre, le thermomètre du tube marquait 46°, et celui de comparaison 69°.

Troisième Expérience

Nous pénétrons dans la chambre d'essai dont la température
s'est élevée à 88° c.

Quand le thermomètre du tube est monté à 62°, nous l'entourons
d'ouate avec les précautions signalées antérieurement.

Le thermomètre de comparaison marquait 64°. Nous faisons
entrer l'air expiré dans l'intérieur du tube. Après quinze minutes,
nous examinons sur place. Limpidité parfaite du tube. Le thermomètre est descendu à 47°. Le second est resté 64°.

On renouvelle aussitôt l'expérience. Après dix minutes, le premier se maintient à 47°, et le second à 64°.

Une troisième fois, l'expérience est reprise pendant quinze
minutes. Il y a toujours 47° au thermomètre du tube, et 64° au
thermomètre de comparaison.

Quatrième Expérience

A l'embouchure du tube de verre, j'applique un tampon de coton renfermant des fragments de chlorure de calcium. Derrière le bouchon qui supporte le thermomètre, dans la partie postérieure du tube, sont parsemés aussi d'autres fragments de ce sel essentiellement déliquescent. Le tube de verre est mis après cette opération dans la boîte de carton ouatée. Le thermomètre du tube et celui de comparaison marquaient 18°.

Pendant quinze minutes, je fais passer un courant d'air expiré. Après ce temps, l'humidité s'est portée sur le chlorure de calcium, et les parois du verre ont conservé toute leur limpidité. Le thermomètre du tube marque alors 36°, et l'autre est resté à 18°.

Expérience dans la chambre chaude

Avant d'entrer dans la chambre d'essai, j'ai préparé mon appareil avec les précautions voulues ; le thermomètre du tube était à 16°, et l'autre à 17°. J'ai alors pénétré dans la chambre chauffée qui de 78° a bientôt atteint 85°.

Après quinze minutes de séjour, l'examen a été fait à la sortie de la chambre. Le thermomètre du tube marquait 46°, et l'autre 17° comme précédemment.

Cinquième expérience

Je chauffe dans un four après la cuisson du pain les divers objets : boîte de carton, ouate, tube de verre, thermomètres qui servent à mesurer la température de l'air expiré. Après un certain temps, je retire. Les deux thermomètres marquaient alors : le 1er 62° et le 2e 64°.

Je dispose mon appareil avec les précautions voulues en mettant le tube entouré de l'ouate chaude dans la boîte de carton et le thermomètre de comparaison dans l'ouate. Puis j'envoie l'air expiré dans le tube fermé à son extrémité évasée par un léger tampon d'ouate. L'expérience est continuée pendant dix minutes.

Aucune buée de vapeur ne se présente dans le tube d'expiration ; le verre est très limpide. La température du thermomètre intérieur qu'il est facile de voir est tombée à 44°. Le thermomètre de comparaison marque 58°. L'air de la chambre à four d'expérience était à 20°.

Sixième expérience

J'introduis dans un four après la sortie du pain une baguette à laquelle sont suspendus un thermomètre et un œuf maintenu par un léger réseau de fils. A côté est un vase d'eau bouillante où un œuf a été déposé au moment même de l'expérience.

Après dix minutes, le thermomètre marque 130°, et l'œuf suspendu est cuit gras. L'albumine et le jaune sont demi liquides.

L'œuf plongé dans l'eau bouillante, retiré après cinq minutes, était cuit dur.

Un peu après, la température du four était descendue à 95°.

Un œuf suspendu par un réseau de fils, comme le premier, n'a pas du tout été cuit pendant l'intervalle de dix minutes. L'albumine était aussi liquide qu'à l'état frais.

Réflexions

Dans l'acte de l'inspiration le poumon se dilatant, il se produit un vide qui est rempli instantanément par un double courant gazeux : le premier, de dehors en dedans, occasionné par la pénétration de l'air extérieur ; le deuxième, de dedans en dehors, par la vapeur d'eau et par l'échappement immédiat des gaz du sang. Ce dernier courant continue le mouvement expiratoire et entraîne vers le dehors l'air résidual des poumons auquel vient se substituer l'air inspiré en vertu du mouvement acquis.

Pendant le faible intervalle de repos qui succède à l'inspiration, la température extérieure du poumon est évidemment la résultante des températures des substances gazeuses qui le pénètrent.

Les gaz du sang, la vapeur d'eau y apportent le degré de chaleur de l'organisme qui est de 36° environ. Le seul terme variable réside donc dans la température du milieu ambiant que l'air inspiré y a introduit.

On a prétendu que cet air se refroidit ou se réchauffe en passant dans les tuyaux bronchiques et qu'en arrivant au sein des vésicules pulmonaires il se met en équilibre de température avec les tissus organiques. Certes, il ne paraît guère possible de mesurer le degré de chaleur qu'atteint l'air atmosphérique alors qu'il pénètre dans les extrémités des bronchioles. Le thermomètre le plus sensible, qu'il soit appliqué dans un trajet fistuleux en communication avec le poumon ou qu'il pénètre dans une caverne selon la méthode de Taylor, ne saurait accuser que la température des tissus environnants.

Il est certain cependant que l'air est moins prompt à propager son calorique que les autres corps soit liquides, soit solides. Un œuf ne cuit-il pas plus lentement dans un four que dans l'eau bouillante bien que la chaleur de ce four soit supérieure à 100 ° ? Il ne saurait donc y avoir de doute que l'air atmosphérique, s'il est plus chaud que notre organisme, ne perd pas tout son excès de calorique dans la pénétration au sein des vésicules pulmonaires. Mais ce n'est que par la température de l'air expiré que nous pouvons démontrer ce surcroît de chaleur qui s'est ainsi produit dans les cavités des poumons,

Nous avons vu que l'air expiré se compose des gaz du sang : CO^2, A^2, O, etc., de vapeur d'eau à l'état de saturation, d'une partie d'air résidual (ancien air inspiré), et enfin d'une autre partie d'air tout nouvellement inspiré entraîné vers la bouche par le courant d'expiration. Il est donc évident que l'air expiré ne saurait atteindre le degré de chaleur de l'air inspiré. Mes expériences démontrent qu'il peut s'élever de 7 à 8° environ au-dessus de la température intérieure de notre corps. On en pourrait peut-être arguer à la rigueur qu'il contient à sa sortie tout au plus le cinquième de l'air immédiatement inspiré, mais je me garderai d'une déduction aussi téméraire.

A l'appui de mes expériences, je me bornerai donc aux conclusions suivantes :

1° L'air, comme les autres gaz, perd plus lentement son calorique que les liquides et les solides.

2° L'air expiré, dans un milieu ambiant supérieur à 40°, s'élève progressivement au delà de cette température et atteint un degré de chaleur plus élevé que notre organisme, et d'autant plus élevé que l'air ambiant est plus chaud.

3° L'air inspiré garde une grande partie de son calorique en pénétrant dans le poumon, et devient ainsi un foyer d'échauffement qui tend à accroître la température intérieure de la poitrine.

Des effets de l'air chaud sur les poumons.

Il est constant que les personnes prédisposées aux affections des voies respiratoires se trouvent très bien des climats chauds. La raison en est fort simple.

Comme la chaleur intérieure du corps humain est de 36 degrés environ, il est facile de comprendre que l'organisme s'accommode parfaitement d'un milieu dans lequel règne à peu près la même température. Les échanges gazeux ne s'en font que plus régulièrement ; la combustion de l'oxygène dans les globules sanguins est réduite à son minimum, et en vertu de l'équilibre des températures, le corps ne subit qu'une déperdition de chaleur insignifiante.

Le seul effort de l'organisme consiste à combattre la surélévation de température par un dégagement de vapeur d'eau, véritable soupape de sûreté qui enlève à notre corps, sous un volume restreint, des quantités de calorique suffisantes pour ramener l'équilibre.

Lorsque le milieu dans lequel nous sommes plongés a une température supérieure à la nôtre, notre corps est contraint, afin de ne point s'échauffer, à dégager de la vapeur d'eau qui se traduit en sueur et le refroidit. C'est ce qui fait que nous pouvons supporter pendant quelque temps des températures exceptionnellement élevées sans être par trop incommodés. Mais si le milieu ambiant est chargé de vapeurs, cet état de sursaturation de l'air ne permet plus à notre organisme de perdre par le rayonnement son excès de chaleur. Il en résulte, qu'impuissant à réagir, notre corps s'échauffe promptement et qu'il ne saurait résister plus longtemps dans un tel milieu.

L'air sec, au contraire, donne au rayonnement de notre corps toute sa puissance et nous permet de supporter une chaleur parfois excessivement intense qui peut même s'élever jusqu'au delà de 100 degrés.

Dans les forges, les ouvriers puddleurs sont obligés d'être longtemps debout devant des foyers incandescents au dedans desquels la température n'est pas inférieure à 1600 degrés, c'est-à-dire au degré de fusion de la fonte.

Malgré l'atroce chaleur, ces ouvriers sont occupés à rassembler le métal en loupes et à le porter sous le marteau-pilon. Ces diverses opérations les condamnent à respirer un air extrêmement

surchauffé dont on peut évaluer le degré de chaleur à plus de 120°.
Les puddleurs ont presque tous le visage brûlé, et pendant qu'ils
travaillent le fer, les bouffées de chaleur sont tellement vives qu'il
leur semble quelquefois respirer du feu.

J'ai pu, avec un thermomètre, reconnaître que l'air qui pénètre
dans leurs poumons a une température de plus de 100 degrés.
J'ajouterai que jusqu'à ce jour malgré mes recherches qui datent
de plus de vingt ans, il ne m'a pas encore été donné de constater
un seul cas de phtisie pulmonaire chez les ouvriers puddleurs,
bien qu'ils soient sujets à des bronchites qui s'expliquent d'ailleurs par le peu de précautions hygiéniques qu'ils prennent et par
les imprudences qu'ils ne se font pas faute de commettre.

Il n'y a rien d'extraordinaire que cette excessive chaleur soit à
même de détruire tous les germes pathogènes des voies respiratoires, aussi bien les bacilles de la phtisie que les pneumocoques
de la pneumonie. Quant à cette dernière maladie, je ne puis consulter que mes souvenirs ; car ce n'est que depuis trop peu de
temps que mon attention est éveillée sur elle.

J'étonnerai sans doute plus d'un lecteur en affirmant qu'on peut
rester plus d'une demi-heure dans un milieu dont la température
atteint et dépasse même cent degrés.

Dans la plupart des brasseries, il y a des chambres destinées à
torréfier l'orge qu'on appelle les tourailles, et chauffées habituellement entre 70° et 80° Réaumur. L'ouvrier qui en a la surveil-
lance pénètre dans leur intérieur afin de remuer l'orge et est occu-
pé plusieurs fois par jour à ce travail pendant plus de dix minutes.

Moi-même j'ai pénétré dans une chambre surchauffée dont j'ai
donné ci-dessus la description et que j'ai disposée pour y faire
mes expériences sur l'air chaud.

Une première fois j'y suis entré accompagné de trois témoins.
Un thermomètre Réaumur, installé dans la salle, et marquant à
notre entrée 60°, s'est promptement élevé à 77°. Un second thermomètre centigrade, apporté par moi et suspendu par une ficelle à
la hauteur de mon visage, n'a pas tardé d'atteindre 80 degrés, et
s'est maintenu sensiblement à 95 degrés centigrades.

Assis dans cette chambre et sans même avoir pris la précaution
d'enlever une partie de nos vêtements, nous nous sommes promptement acclimatés à la chaleur. Notre respiration était libre. L'air
pénétrait à pleins poumons sans nous incommoder. Nous pou-
vions causer des plus librement, et par conséquent nous commu-
niquer toutes nos impressions. Pas un de nous n'a ressenti la

moindre lourdeur de tête, le plus léger malaise. La sueur mouillait notre visage : nous la sentions aussi peu à peu envahir notre corps. Nos narines se sont lubréfiées par la transpiration interne comme si nous eussions été atteints d'un rhume de cerveau ; il se produisit ainsi par le nez un écoulement muqueux qui nous a obligés à plusieurs reprises de nous moucher. Jamais pour mon compte, il ne m'a été donné de respirer plus librement par ces organes qui paraissaient d'autant mieux dégagés qu'ils sont habituellement chez moi secs et un peu obstrués.

La chaleur était si vive autour de nous qu'il aurait été imprudent de saisir dans la main des corps métalliques et tous les objets reconnus comme de bons conducteurs du calorique.

Ma montre et sa chaîne pouvaient à peine être touchées. Le thermomètre suspendu devant moi était brûlant ; aucun de nous n'aurait pu le tenir quelques secondes dans ses doigts. Mon voisin M. H..., ayant voulu se servir de son lorgnon pour lire les degrés de température au thermomètre, a dû renoncer à l'appliquer sur son nez.

Après trente-cinq minutes de cette expérience, nous nous sommes décidés à sortir de cette Chambre. La température était alors à 96° centigrades. Il est certain que nous aurions pu facilement prolonger cette épreuve.

Malgré la brusque transition par laquelle nous sommes passés à notre sortie, malgré les courants d'air dont nous avons été enveloppés, aucun de nous n'a éprouvé la moindre sensation désagréable ; et cependant l'air que nous avions respiré était loin d'être pur. Il était imprégné de vapeurs sulfureuses provenant de la combustion du coke et dont notre odorat nous avait décélé la présence.

Cette expérience est suffisamment concluante pour que le médecin soit autorisé à prescrire des bains d'air surchauffé sans avoir à redouter le moindre danger de cette prescription.

Les phtisiques supportent, eux aussi, admirablement une température excessivement élevée. Ainsi quelque temps après, j'ai pénétré dans ma chambre d'essai chauffée à 85 degrés centigrades avec un jeune homme, le nommé Tr... atteint d'une pneumophymie au 3e degré caractérisée par une caverne étendue au sommet du poumon gauche avec souffle caverneux, pectoriloquie, et par tout le cortège des symptômes d'une tuberculose avancée : sueurs nocturnes, crachats purulents contenant des myriades de bacilles, etc.

Ce jeune homme, âgé de 23 ans, fait l'objet de la 9ᵉ série d'observations relatées ci-dessus.

Il a parfaitement supporté cette température de 85 degrés sans être incommodé et surtout sans tousser. Il se plaisait beaucoup dans ce bain d'air surchauffé et semblait tout joyeux au milieu de nous. Après vingt-cinq minutes, craignant pour cette première épreuve de prolonger l'expérience, je l'ai vivement engagé, quoiqu'il se trouvât pourtant très bien, à se retirer et à changer immédiatement de linge.

Après sa sortie de la Chambre, il n'a pas eu la moindre quinte de toux, bien qu'il y soit sujet.

Il est reparti chez lui, à deux kilomètres et demi de la Chambre d'Expérience, aussi dispos qu'il était venu.

A propos de ces expériences, on m'a fait souvent l'objection que l'air en réserve dans la cavité pulmonaire et qui ne subit pas les échanges gazeux d'inspiration et d'expiration, que l'air résidual, pour me servir de l'expression du professeur Delens, garde sa température propre, c'est-à-dire celle du tissu pulmonaire. Après 35 minutes de séjour dans un milieu à température aussi élevée, il est évident que les mélanges gazeux se sont opérés et que l'air résidual a pris le degré de chaleur ambiant. Si la température du poumon ne s'élève que d'une façon insensible, il est facile de comprendre que la vaporation interne des liquides aqueux, enlevant aux organes pulmonaires comme aux autres tissus cinq cents caloriesc'est-à dire d'immenses quantités de calorique, permet à notre corps de résister longtemps à des chaleurs extrêmement élevées, tout en se maintenant à une température voisine de la normale.

Dans un milieu chargé de vapeurs d'eau, la chaleur est intolérable au delà de 50 degrés. Les bains d'étuve ne peuvent être supportés plus d'un quart d'heure à cette température. Il est certain qu'en les prolongeant, une congestion passive des organes pulmonaires et cérébraux en deviendrait l'inévitable conséquence par l'arrêt des fonctions cutanées.

Dans l'air sec, au contraire, rien de semblable ne saurait se produire. La peau garde toute son activité et entre s'il y a lieu en transpiration ; le poumon lui-même, pendant l'expiration, produit de la vapeur d'eau en quantité suffisante pour rendre son fonctionnement normal et régulier.

Les congestions, si elles se produisaient, seraient tout d'abord superficielles, et les organes internes n'en souffriraient point.

L'air atmosphérique n'est jamais sec. Il contient constamment de la vapeur d'eau dont le calcul permet d'apprécier la quantité.

Un problème important, néanmoins très simple à résoudre, est celui-ci : *Étant donné la température et l'état hygrométrique de l'air, démontrer quel est le poids de la vapeur d'eau dans un volume d'air déterminé ?*

Le calcul donne la formule suivante pour connaître le poids de la vapeur d'eau

$$P = V \times \frac{1,3}{1 + \alpha t} \times \frac{\varepsilon F}{0,76} \times \frac{5}{8}$$

P serait le poids de la vapeur d'eau ; V, le volume déterminé d'air ; t, la température ; α le coefficient de dilatation de l'air ; 1,^g 3, le poids d'un litre d'air à zéro ; ε, l'état hygrométrique fourni par la table de Gay-Lussac à t° ; F, la tension de saturation à t° donnée par la table des forces élastiques de Regnault ; enfin 5/8 est la densité de la vapeur d'eau par rapport à l'air.

Faisons l'application de cette formule pour trouver, par exemple, la quantité de vapeur d'eau contenue dans une chambre de 10 mètres cubes à 15° de température et à 60° de l'hygromètre à cheveu.

$$P = 1000 \times \frac{1,3}{1 + (0,00366 \times 15} \times \frac{0,363 \times 0,012699}{0,76} \times \frac{5}{8} = 440 \text{ gr.}$$

Nous connaissons un certain nombre de substances chimiques qui ont la propriété d'absorber la vapeur d'eau. L'une des plus usitées est le chlorure de calcium. Ce sel est avantageux en ce sens qu'on peut l'obtenir à bon compte ; car dans le commerce il coûte à peine 60 fr. les cent kilogrammes ; et de plus il suffit de le dessécher à nouveau dans un four à 200° pour qu'il recouvre ses propriétés déliquescentes.

Le chlorure de calcium est à même d'absorber au moins deux fois son poids d'eau. A plusieurs reprises j'en ai pu faire l'expérience.

Dans l'atmosphère confinée d'une chambre, 50 grammes de chlorure de calcium absorbent en 4 heures 10 grammes de vapeur d'eau, en 24 heures 25 grammes. La propriété déliquescente de ce sel se ralentit, mais n'en continue pas moins jusqu'à ce qu'il soit entièrement dissous.

C'est là le degré de supersaturation du chlorure de calcium qui ne s'obtient en général qu'après au moins huit jours d'exposition à l'air libre. On remarque alors que le sel a absorbé une quantité de vapeur d'eau sensiblement double de son poids. L'absorption cesse à partir de ce moment ; et le poids du mélange reste stationnaire.

J'ai utilisé la propriété déliquescente du chlorure de calcium pour dessécher l'air de ma Chambre Respiratoire Isolatrice dont j'ai imaginé la construction dans le but de traiter par l'air chaud et oxygéné les maladies chroniques des organes respiratoires.

Dans le courant qui s'établit pour le renouvellement de l'air sont interposés deux récipients qui contiennent la substance chimique absorbante dont le poids est fixé par l'observation à un kilogramme pour chaque récipient.

Ces deux kilogrammes sont à même de liquéfier mille grammes de vapeur sans qu'on ait besoin de les renouveler, et suffisent par conséquent à dessécher au moins vingt-cinq mètres cubes d'air à 15° de température et à 60° hygrométriques.

Il ne faut pas seulement que l'air chaud soit desséché, il faut aussi qu'il soit pur.

L'acide carbonique est un des éléments constitutifs de l'atmosphère. Dans un air salubre, il y a à peine six dix-millièmes de ce gaz ; mais dans un air impur, la proportion est beaucoup plus forte ; elle peut aller jusqu'à un millième. En excès, il est évidemment nuisible. Plus lourd que l'air, puisque sa densité est de 1, 54, il abonde surtout dans les couches inférieures. On sait que ce gaz est le produit de la respiration animale et de la combustion des charbons de terre et de bois.

Tous les alcalis : potasse, soude, ammoniaque, chaux, etc., sont avides d'acide carbonique ; mais c'est à la chaux grasse qu'on a habituellement, à cause de son bon marché, recours pour absorber l'acide carbonique contenu dans l'air atmosphérique.

L'atmosphère est encore altérée par des substances gazeuses ou volatiles qui s'y rencontrent accidentellement, telles que l'oxyde de carbone, l'hydrogène sulfuré, etc. Nous n'avons pas à nous en occuper dans cette étude ; car on peut toujours choisir pour prise d'air un milieu privé de ces substances délétères.

En revanche, que de microbes, que de poussières organiques se trouvent dans l'air que nous respirons et peuvent ainsi devenir la cause déterminante d'un grand nombre de maladies !

Les substances antiseptiques, c'est-à-dire capables de détruire ces germes morbides, sont nombreuses. Le coton, à la rigueur, est apte à filtrer l'air et à le débarrasser des germes qui l'infestent. Au besoin on pourrait tremper ce coton dans une solution de sublimé au millième ou se servir d'ouate phéniquée et salicylée.

Il ne suffit pas que l'air surchauffé soit sec et chimiquement pur pour que notre économie en ressente les effets bienfaisants, il faut aussi de toute nécessité que les poumons reçoivent la quantité d'oxygène voulue pour les échanges gazeux ; car avec la chaleur l'air se dilate, se raréfie ; et l'oxygène diminuant ainsi, la respiration deviendrait pénible, anxieuse.

Ma Chambre Respiratoire Isolatrice remédie à ce grave inconvénient en permettant d'employer un compresseur pour y faire pénétrer de l'air chaud et de l'oxygène.

Conclusions

1. L'homme vit et respire quelque temps dans un milieu dont la température peut atteindre et même dépasser cent degrés centigrades.

2. Il résiste d'autant mieux et d'autant plus longtemps à des températures extrêmement élevées que l'air du milieu est sec et oxygéné.

3. L'air surchauffé, qui active les transpirations cutanée et pulmonaire, congestionne les parties superficielles du corps, et non point les organes profonds.

4. Cet air surchauffé, par un usage assez prolongé, est à même de détruire les bacilles et de les stériliser.

5. Le traitement par l'air chaud est le traitement le plus rationnel et le plus efficace contre les maladies des organes respiratoires.

Du Traitement de la Phtisie pulmonaire
PAR LES BAINS D'AIR CHAUD

On a déjà tant écrit sur le traitement de la Phtisie qu'il faudrait des volumes pour traduire les idées qui ont été émises à ce sujet. Souvent l'empirisme a fait tous les frais dans la cure de cette maladie : des médicaments pris au hasard ont été expérimentés : et chacun d'eux a eu sa vogue bien que le succès ne fût jamais venu l'appuyer. La matière médicale tout entière a passé par la main des expérimentateurs ; aussi chercher à faire l'historique de ce traitement, ce serait rappeler à la mémoire ce qui s'est dit sur l'emploi de tous les médicaments. Il ne pouvait en être autrement à propos d'une maladie aussi commune et aussi redoutable, contre laquelle en s'est trouvé en butte à des difficultés sans nombre. Mais, hélas ! jusqu'à ces dernières années on ignorait son caractère contagieux. Aussi quand le bacille de la tuberculose eut été découvert, ce fut une révélation, que dis-je ? une révolution dans les idées. Le traitement antibacillaire devenait alors le seul traitement rationnel de l'avenir. Il fallait nécessairement détruire le bacille contaminant. Beaucoup de médications ont été utilisées dans ce but.

Evidemment on a dû songer aux antiseptiques par la voie stomacale ou par la méthode endermique, aux inhalations directes dans les organes respiratoires et aux pulvérisations de substances médicamenteuses diverses.

Les inhalations d'acide sulfurique, les dernières en vogue, ont, paraît-il, quelque temps fait merveille ; mais toutes ces inhalations provoquent une toux intense, une irritation très fatigante qui sont loin de remplir l'indication demandée.

Quel est donc l'élément non irritable, bienfaisant, parfaitement supporté, qui, pénétrant jusque dans les dernières ramifications de l'arbre pulmonaire, soit à même d'atteindre tous les bacilles et de les détruire ? Cet élément c'est l'air chaud.

Le bacille de Koch ne résiste pas à une température de 80 degrés. Au delà de 40e même, il perd d'autant plus promptement sa virulence que le milieu est plus oxygéné.

L'acide carbonique, au contraire, lui conserve ses propriés nocives malgré l'élévation de température et bien qu'aérobie. le bacille tuberculeux se cultive et prolifère abondamment dans un milieu surchargé de gaz.

En définitive, avec les bains d'air chaud dans les poumons, on obtiendra l'effet que les inhalations antiseptiques ont été jusqu'à ce jour impuissantes à produire.

L'air est un corps très mauvais conducteur du calorique ; et quand il est sec et pur, c'est-à-dire privé de vapeur d'eau et de substances gazeuses ou organiques qui le corrompent, il permet d'atteindre à de hauts degrés de chaleur supérieurs même à 100° sans que la fonction pulmonaire soit entravée. Mais dans ce dernier cas, pour que les malades éprouvent de l'air fortement surchauffé une impression agréable et bienfaisante, il est bon de donner à leurs poumons la même quantité d'oxygéne, c'est-à-dire d'air respirable que dans les conditions normales de l'existence et au besoin, d'en accroître légèrement la quantité.

---

(1) Je suis parvenu à cultiver sur la pomme de terre le bacille tuberculeux pris dans un crachat de phtisique, après avoir pris la précaution de faire dégager dans le tube à expérience une certaine quantité d'acide carbonique. Ce mode de culture était jusqu'à ce jour, si je ne me trompe, resté sans résultat.

La méthode de traitement que j'ai conçue repose précisément sur les propriétés curatives de l'air surchauffé, pur, sec et oxygéné. Je cherche depuis plusieurs années à perfectionner des appareils pour l'application de cette méthode. Mon premier appareil a été breveté le 30 octobre 1889. On en pourra voir la description détaillée dans une brochure spéciale que j'ai soumise à l'Académie de Médecine. J'ai joint depuis à ce brevet un certificat d'addition avec le plan et l'exposé que je donne ci-dessous intégralement.

Des bains d'Air Chaud

La Chambre Respiratoire Isolatrice, que j'ai imaginée pour le traitement des maladies de poitrine par l'air surchauffé, pur, sec et oxygéné, a été conçue dans un type idéal sans la préoccupation de l'industrie mécanique. Je tiens néanmoins à éveiller l'attention sur un changement qu'on pourrait faire subir à mon appareil aérothérapique par raison d'économie ; et bien que cette addition me semble une superfétation, j'ai cru utile de l'apporter à mon Brevet pour éviter toute contestation à une priorité indubitable.

Il est constant que l'homme peut vivre et respirer dans un milieu où la chaleur, quoiqu'excessive, approche de cent degrés. Mes expériences m'ont démontré que nous pouvons rester pendant plus d'une demi-heure, sans être incommodés, dans une chambre dont la température n'est pas inférieure à 95°. A différentes reprises il m'a été donné d'en faire l'épreuve ; et chacun d'ailleurs est à même de s'en convaincre.

Grâce à mon initiative, les bains d'air chaud, auxquels jusqu'à-lors on n'a nullument songé, sont destinés à prendre un grand développement ; et je ne doute pas qu'à l'avenir on ne les utilise tout autant que l'eau chaude et que les étuves.

Appareil pour les bains d'Air chaud

Rappelons dans ses grands traits la description de mon Appareil aérothérapique breveté le 30 octobre 1889 :

Une Chambre à base rectangulaire dans laquelle pénètre l'air chaud par une ou plusieurs ouvertures au plancher inférieur :

Une cuve d'eau chaude située dans le sous-sol, chauffée par un foyer ou par la vapeur, et servant à porter au degré de température voulu l'air contenu dans les tuyaux à prise d'air ;

Un cylindre-manchon pour l'antisepsie et pour l'arrêt des poussières organiques que j'ai désigné sous le nom de récipient antiseptique à lames étagées ;

Plusieurs poires métalliques avec cloisons médianes ou récipients de substances chimiques aptes à dessécher l'air et à le purifier avant sa pénétration dans la Chambre Respiratoire ;

Une pompe pneumatique aspirante servant à renouveler l'air et en même temps à le faire pénétrer au degré de chaleur voulu, par l'aspiration de l'air de la Chambre, à l'aide de tuyaux qui viennent aboutir au plafond ;

En plus de la pompe aspirante ou, à son défaut, un réservoir d'eau qui, en se vidant, aspire l'air de la Chambre Isolatrice, et le renouvelle ;

Enfin une machine pneumatique à compression pour l'introduction de l'air comprimé ou de l'oxygène.

Modifications

La chambre, au lieu d'être à base rectangulaire, peut avoir la forme d'une cloche. Cette disposition faciliterait peut-être davantage le renouvellement intégral de l'air. Quoi qu'il en soit, il faut que la capacité cubique ne soit pas inférieure à douze mètres cubes.

Le chauffage de l'air se fait par un ou plusieurs tuyaux enroulés en serpentin dans la cuve à eau chaude. Cette disposition permet d'accroître la surface de caléfaction de l'air de telle sorte qu'un tuyau d'un diamètre très large pourrait suffire à la rigueur. Le récipient antiseptique et les poires métalliques à cloisons médianes pour les produits chimiques sont installés en dehors du réservoir d'eau chaude. La modification la plus importante consiste à faire l'économie d'une pompe pneumatique. (*Le dessin, avec sa légende qui accompagne cet exposé, permet de se rendre facilement compte des changements dont je veux parler.*) Le ou les tuyaux à prise d'air communiquent avec un compresseur qui aspire l'air des bouches d'entrée après son passage à travers la cuve à eau chaude et le refoule par un ou plusieurs tuyaux dans la chambre respiratoire.

L'air de celle-ci s'échappe par des tuyaux supérieurs et s'y renouvelle à peu près intégralement. On fait fonctionner la pompe pneumatique jusqu'à ce que la chaleur de la chambre soit arrivée au degré voulu.

Pour augmenter la pression intérieure, il suffit de fermer le robinet R, situé au-dessus de la jonction des tuyaux supérieurs et de comprimer l'air avec la pompe pneumatique jusqu'au moment où le niveau du mercure dans la branche externe du manomètre ait atteint la hauteur fixée à l'avance,

Je n'ai pas à parler de certains perfectionnements qu'imposera assurément la pratique de mes Appareils Aérothérapiques. Rien de plus simple, par exemple, que d'installer une sonnerie électrique qui retentisse au moment où le thermomètre, par une disposition spéciale, arrive au degré qu'on a désiré obtenir.

Cette sonnerie pourrait être employée pour fixer l'arrêt du compresseur quand la hauteur de la colonne mercurielle du manomètre différentiel est au point voulu.

CONCLUSION

En résumé, les bains d'air chaud oxygéné ont une action antibacillaire constatée par l'expérience et contre laquelle ne prévaudront jamais les vues théoriques et toutes spéculatives de la vaccination tuberculeuse.

Les Allemands, et le docteur berlinois Koch en particulier, cherchent en ce moment à détourner le courant bactériologique à leur profit. On s'est engoué du bacille de Koch qui n'est déjà plus, à l'heure qu'il est, le bacille indispensable de la phtisie pulmonaire. Bien qu'il n'y ait pas lieu de contester le mérite du médecin allemand, il est au moins regrettable que la presse française entonne la trompette de la renommée en faveur d'un savant étranger à qui l'infiniment petit, pas plus qu'à nous, est loin d'avoir révélé ses mystères.

Le traitement antibacillaire évidemment ne suffit point seul contre la phtisie pulmonaire qu'on a longtemps considérée comme une conséquence fatale de l'état scrufuleux ou du lymphatisme exagéré.

Sans doute les médications devront varier suivant la marche de la maladie. Toutefois il est nécessaire de relever l'épuisement de l'organisme par un traitement tonique approprié. Depuis plusieurs années j'emploie avec succès soit le sucre de canne, soit le glycose, à la dose moyenne de 250 grammes par jour, dans une décoction de malt, c'est-à-dire d'orge germée concassée. Ce traitement, je le recommande à l'attention de tous mes confrères.

915-90. — Imprimerie des Apprentis-Orphelins. Roussel, 10, rue La Fontaine, Paris-Auteuil.

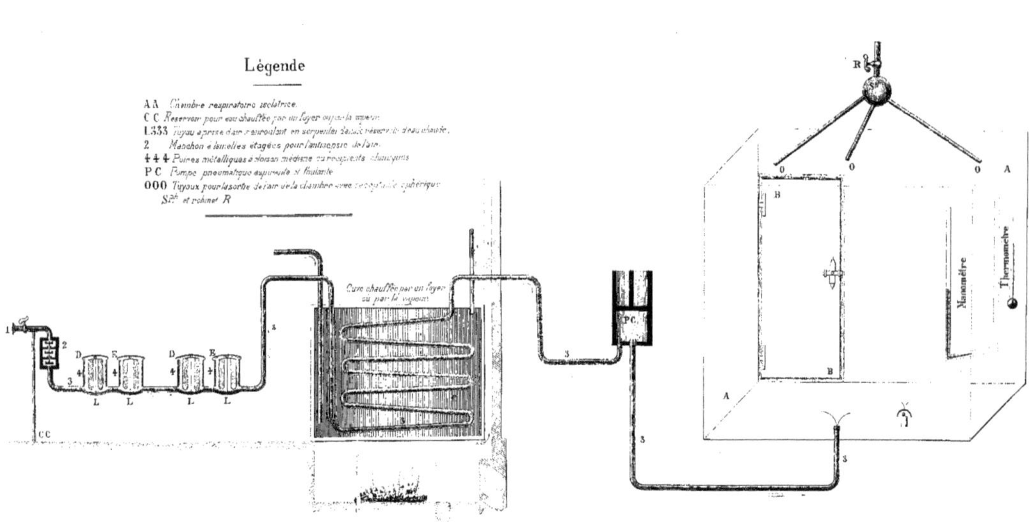

Légende

A A   Chambre respiratoire isolatrice.
C C   Réservoir pour eau chauffée par un foyer ou par la vapeur.
1333 Tuyau à prise d'air s'enroulant en serpentin dans le réservoir d'eau chaude.
2   Manchon à lamelles étagées pour l'antisepsie de l'air.
4 4 4 Poires métalliques à cloison médiane ou récipients chimiques
P C   Pompe pneumatique aspirante et foulante
000   Tuyaux pour la sortie de l'air de la chambre avec récepteur sphérique
        Sph et robinet R

Cuve chauffée par un foyer
ou par la vapeur

Manomètre
Thermomètre

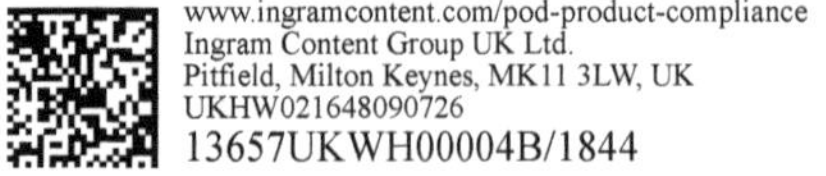
www.ingramcontent.com/pod-product-compliance
Ingram Content Group UK Ltd.
Pitfield, Milton Keynes, MK11 3LW, UK
UKHW021648090726
13657UKWH00004B/1844